## OUVRAGES DU MÊME AUTEUR

Mahomet, des Sciences chez les Arabes, in-8º.

Histoire des Inhumations chez les peuples anciens et modernes, in-8º.

Nouveau Cimetière de Paris, in-18.

Études sur les maladies des femmes, 1 vol. in-8º, 2ᵉ édition.

De la Catalepsie. de l'Extase et de l'Hystérie, in-4º.

Des Affections cancéreuses en général, in-8º.

Des Affections cancéreuses du sein, in-8º.

Mémoire sur la cure définitive des rétrécissements par le sécateur Trilame. (*Académie des Sciences.*)

Mémoire sur la rétroversion de l'utérus. Sa guérison par le réducteur à air. (*Académie des Sciences.*)

Mémoire sur la gangrène serpigineuse. (*Académie de Médecine.*)

L'Eau et la Santé publique, in-18.

# DOCTEUR FAVROT

LA

# NOMENCLATURE MÉDICALE

## DES ARABES

LETTRES

### A M. LE PROFESSEUR A. SÉDILLOT

PARIS

LIBRAIRIE INTERNATIONALE

15, BOULEVARD MONTMARTRE

A. LACROIX, VERBOECKHOVEN & Cᵉ, ÉDITEURS

*A Bruxelles, à Leipzig et à Livourne*

1868
1867

LA

# NOMENCLATURE MÉDICALE

## DES ARABES

———

### PREMIÈRE LETTRE

—

Très-cher maître,

Je me suis inspiré, vous le savez, de votre excellente Histoire des Arabes pour apprécier Mahomet, l'influence de sa religion et le progrès des sciences au moyen âge (1).

Dans cette étude, ce qui m'a surtout frappé, c'est d'a-

———

(1) *Mahomet, des sciences chez les Arabes*, 1866.

bord le mépris que l'on affecte touchant l'influence que les écoles de Bagdad, du Caire et de Cordoue ont exercée sur notre civilisation.

Ensuite, c'est l'oubli inqualifiable des emprunts que notre langue a faits à celle des Arabes, et qu'une nomenclature vicieuse dérobe encore à tous les yeux.

La conquête musulmane a laissé, vous le savez mieux que personne, des traces nombreuses dans notre pays. — Les Arabes étaient maîtres du Midi de la France au huitième siècle. — Pendant près de deux cents ans, les croisades (*gesta Dei per Francos*), nous ont mis en rapport avec les successeurs des califes et les populations musulmanes. L'Espagne, si longtemps soumise à la domination des Arabes, a fait refluer, parmi nos ancêtres, des familles et des tribus entières, lors de l'expulsion des Maures sous Philippe II (1571) et sous Philippe III (1609).

Ajoutez à cela qu'à partir du douzième siècle, la connaissance des auteurs arabes vint dissiper en Europe les ténèbres du moyen âge. Seuls ils avaient su conserver et développer les traditions des livres grecs. En initiant les esprits à l'étude des sciences, ils préparèrent la célèbre époque de la Renaissance.

Malheureusement, les premières versions des manuscrits arabes fourmillaient de fautes qui ont pris chez nous droit de cité, fautes qu'une fausse prononciation et une mauvaise orthographe ont rendues plus évidentes. Voilà, à

mon avis, d'où est venu tout le mal. Il suffit de lire l'ou-
vrage d'Amoreux (1) sur les médecins arabes, pour se
faire une idée de la confusion où l'on est tombé dans cette
seule branche de nos connaissances. M. Gustave Dugat (2)
a rectifié bien des erreurs dans son appréciation du livre
d'*Abou-Djafar-Ahmad*. Ce que vous dites vous-même (3),
très-cher maître, des traductions latines appelées juste-
ment *barbares* par Silvestre de Sacy, vient de recevoir
une nouvelle confirmation d'un intéressant travail sur
Dioscoride, de M. Leclerc (4) dont je donne ici les con-
clusions :

« La médecine arabe n'est, dit-il, qu'une seconde édition de la médecine grecque, *considérablement augmentée*,
et nous lui avons emprunté une terminologie tout à fait
incorrecte. Saumaise (mort en 1658), Sprengel (mort en
1833) et beaucoup d'autres (5), ont mis à tort ces traves-
tissements sur le compte des Arabes, tandis qu'ils sont
dûs aux traducteurs latins qui manquaient pour la plu-
part des notions nécessaires pour traiter *ex professo* des

---

(1) *Essai historique et littéraire sur la médecine des Arabes.*
— Montpellier, 1805.
(2) *Etude sur le traité de médecine* d'Abou-Djafar-Ahmad.
Paris, 1853. (Journal asiatique, avril-mai.)
(3) *Histoire des Arabes*, 1854. page 425.
(4) *De la traduction arabe de Dioscoride* et des traductions
arabes en général ; Etudes philologiques pour faire suite à
celles sur Ibn Beithar, 1867. (Journal asiatique, janvier).
(5) Citons parmi eux *Freind*, vers 1725, et Daniel Leclerc,

matières spéciales soumises à leurs transcriptions. Toute-
fois ces versions, quelque informes qu'elles aient été, ré-
pondaient à un besoin évident pour l'étude et l'enseigne-
ment de la médecine. Les nombreuses éditions que l'on
en fit, sitôt la découverte de l'imprimerie, prouvent mieux
que tous les raisonnements, les services incontestables que
les Arabes nous ont rendus. »

Le recueil des *Médicaments simples* de *Ebn Beithar* fut
un livre précieux pour la botanique ; mais les traducteurs
allemands, Dietz et Sontheimer, n'ont point su éviter les
incorrections.

Le *Dictionnaire universel de matière médicale et de thé-
rapeutique générale* de Mérat et Delens, nous donne les
noms empruntés aux Arabes entièrement défigurés, ainsi
que le fait observer M. Leclerc.

Nous savons, d'après vos propres travaux, que nos
nomenclatures astronomique, mathématique, chimique,
etc., étaient copiées sur celles des Arabes. Vous avez, dans
un vocabulaire spécial (1) rectifié, les noms altérés par les
Cesi (mort en 1630), les Schickard (mort en 1635), les
Giggei (mort en 1632), et tant d'autres. Pourtant un savant professeur, faute d'un point diacritique, n'a pas
craint de traduire par *Ventus Almamonis*, les *Zidj* ou

---

(1 A. Sédillot, *Mémoire sur les instruments astronomiques
des Arabes.* In-4, page 210 et suiv.

Tables astronomiques d'Almamoun, et faire de l'*Hipparque* des Grecs (*Ibbarkhos* des Arabes) l'Abrachis des latins.

La même remarque s'applique à *Aristote*, dont les Arabes avaient respecté le nom mieux que nous-mêmes. Nous rappellerons à cet égard le savant travail que notre compatriote, M. Am. Jourdain a publié sous le titre de : *Recherches sur l'origine des traductions latines d'Aristote*, et dont son fils a donné, en 1843, une nouvelle édition ; mais la transcription des noms orientaux n'y est pas toujours irréprochable.

Fuchs (mort en 1566), Sprengel et d'autres ont attribué à tort aux Arabes des fautes qu'ils n'avaient point commises.

Les traducteurs des livres grecs ont toujours rendu consonne pour consonne. C'est nous qui, par une mauvaise distribution des voyelles, avons tout gâté. Notre ignorance des choses orientales produit encore aujourd'hui les plus tristes méprises ; ceux même qui semblent attacher tant d'importance à la valeur des mots, nos hellénistes persistent à voir dans *Cheloe*, αἱ χηλαι, *les serres*, le scorpion ou l'écrevisse, tandis qu'il s'agit du signe de *la Balance*.

Quand un illustre académicien fait du rhéteur *Longin*, ministre d'une reine de Palmyre, l'auteur de la pastorale de *Daphnis* et *Chloé*, y a-t-il lieu de s'étonner qu'un plus illustre écrivain place Hadji *Khalfa*, le célèbre biographe,

au onzième siècle au lieu du dix-septième, et transforme
son nom en Hadji *Khaffa* ?

Le Dictionnaire historique de Dézobry confond *almanach*
avec *Almageste* ; la biographie Didot, *El*-Jounis avec *Ebn*
Jounis ; un géographe estimé traduit le *Gibel al Tarik*, la
montagne de Tarik (Gibraltar), par montagne *divisée en
deux parties.*

M. Amari n'a-t-il pas retrouvé dans Emir Tour, dont on
avait fait un prince *della Torre* de Milan, *imperator*, l'em-
pereur Frédéric II (1). Enfin les Espagnols, héritiers directs
des Arabes, n'ont-ils pas contribué à la falsification des
noms orientaux en substituant *Aven* et *Aben* à *Ibn* (fils),
et en nous donnant *Averroës* pour *Ibn Rosch*, *Aven pace*
pour *Ibn Badjeh*, *Aben Baithar* pour *Ibn Beithar*, *Aben
Zoar* pour *Ibn Zohr*, *Arzachel* et *Arzaquiel* pour *El Zar-
kial* ou *Elzarkali* ; Avicenne, ne l'oublions pas, est dérivé
d'Ibn Sina, etc., etc.

Don Manuel Ricos Sinobas, qui publie en ce moment les
œuvres du roi de Castille, Alphonse X (2), n'est pas exempt
du même défaut. Il écrit *Aben Moat*, *Abul-Casin-Alnaçahn*
et *Abul-Casim-Alnaçamk*, Abol-Fazen, *Khassan* pour

---

(1) *Journal asiatique*, 1853, t. Ier, p. 240.
(2) *Libros del Saber de Astronomia*, del Rey **D.** Alfonso X
de Castilla ; 1863-1867, 5 vol. in-folio.

*Hassan*, Nassireddim. Il a fait un roi de Perse d'Oloug-
Beg (1). Dans un travail qui mérite d'ailleurs les plus
grands éloges, il estropie en passant les noms de nos savants modernes les plus connus (2). Montucla, auteur de
l'Histoire des mathématiques ; M. Chasles, de l'Académie
des sciences, et le prince Boncompagni, qui le corrigent et
le complètent chaque jour, ont subi dans leurs savants
ouvrages cette influence pernicieuse. Vous-même, cher
maître, dans votre dernier Mémoire sur *l'origine de nos
chiffres* (3), vous avez signalé des erreurs dont il eût été
impossible de se faire une idée.

Il faudrait donc pour couper le mal dans sa racine,
comme vous l'avez dit (4), adopter une orthographe uni-
que qui servirait de base à une classification uniforme.
Là réside la principale difficulté. Ce serait un beau et
grand travail à entreprendre pour un érudit qui parvien-
drait à rétablir tant de fausses leçons, à la condition de le
faire suivre d'un second concernant la recherche des mots
que les dialectes modernes ont empruntés à la langue
arabe.

---

(1) *Libros del Saber de Astronomia*, del Rey D. Alfonso X de
Castilla, t. II, p. 64 : *Los emperadores de Persia*, Hologu, Ulugh
Bey. — Voy. aussi p. 66.

(2) Id., t. Iᵉʳ, Dalambert, Fontenell, de Sacci pour de Sacy,
Jauver pour Jaubert, etc. ; tome Iᵒʳ, *préface*; tome II, p. 94, etc.

(3) Sédillot, *Lettre à M. le prince Boncompagni*, sur *l'origine de nos chiffres*; Rome, 1865.

(4) Sédillot, *Histoire des Arabes*, 1854, p. 487.

DEUXIÈME LETTRE

Mon cher maître,

Dans notre première Lettre, nous avons montré com-
bien les Arabes avaient été scrupuleux dans leurs traductions des livres grecs, tandis que leurs successeurs s'é-
taient efforcés d'approprier le langage arabe à leur fausse
prononciation, et nous avons dit qu'il en était résulté des
nomenclatures viciées et une orthographe erronée.

Nous avons fait pressentir ensuite l'utilité et l'importance qu'il y aurait à rétablir les origines arabes de certai-
nes dénominations françaises, afin d'éviter la confusion qui
a toujours été en augmentant parmi les auteurs qui se sont
occupés de linguistique.

Des essais ont été tentés en ce sens : en France, M. Pihan (1), a publié un Glossaire qui ouvre la voie à de plus habiles. Il s'agit de le compléter, chose difficile, car l'observation que nous nous sommes permis d'appliquer au grand Dictionnaire de M. Littré, subsiste dans toute sa force (2). Nous avons été surpris d'y trouver des étymologies comme celle de *boulevard* qui, très-probablement, a une origine arabe.

Les autres pays de l'Europe nous avaient précédés dans cette recherche si intéressante. On peut lire dans le tome IV des Mémoires de l'Académie royale d'histoire de Madrid, 1805, une dissertation de D. Francisco *Martinez Marina*, intitulée *Catalogo de algunas Vozes castillanas, puramente arabigas o derivadas de la lengua griega, y de los idiomos orientales, pero introducidas en Espana por los Arabes.*

En Portugal, dès 1789, Fr. Joào de Sousa faisait imprimer, par ordre de l'Académie des sciences de Lisbonne, un précieux opuscule intitulé : *Vestigios da Lingua arabica em Portugal, ou Lexicon etymologico das palavras et nomes portuguezes que tem origin arabica.* En 1830, une nouvelle édition de ce livre, revue et augmentée, était due aux soins de Fr. Joxe de Santo Antonio Moura.

L'Allemagne nous fournit deux écrits sur le même sujet,

---

(1) *Glossaire des mots français* tirés de l'arabe, du persan et du turc, etc., etc., 1847 et 1849.

(2) *Mahomet et les sciences chez les Arabes*, page 37.

l'un de M. Fuchs, 1845, *ueber den Einfluss des Arabischen auf die Romanischen Sprachen ;* l'autre de feu Hammer Purgstall, 1854, *ueber die Arabischen Wœrter im Spanischen.*

Enfin, M. Enrico Narducci en Italie, dans deux fascicules qui se complètent, a donné une liste de mots italiens dérivés de l'arabe (1).

Voilà assurément de précieux secours pour faciliter nos premiers pas. Mais quand on veut pénétrer profondément dans cette mine à peine explorée, on est étonné du grand nombre de ses ramifications. De quelque côté que l'on porte son attention, on ne trouve qu'origines arabes. En astronomie, ce sont : *Nadir, Zénith, Azimut, Almicantarat , Almageste* (ἡ μέγιστη), almanach ; pour les étoiles : *Wega, Althaïr, Rigel, Aldébaran, Acarnar,* etc. ; pour les diverses pièces de l'astrolabe : *Alancabuth, Alidade, Alferas,* etc.

En mathématiques, nous avons : *Algèbre, chiffres, zéro, algorithme, etc.*

Dans les sciences naturelles : *Alchimie, alcool, alcali, alambic, arsénic, baume, bougie, mastic, élixir, sirop, juleps, sorbet, bol, mirobolans, manne, café, soupe, croûte,*

---

(1) *Saggio di voci italiane derivate dall' arabo,* Roma, 1858, *Secondo saggio.* Roma, 1863.

*chicorée, jasmin, azur, diaprée, ébène, écarlate, carmin,
carapace, bourique, chat, gazelle, girafe, foie, gorge,
jambe, carie,* et tous ces médicaments grecs dont le nom
nous a été transmis par les Arabes.

Nous les retrouvons encore en ce qui concerne le gou-
vernement, les finances, l'armée, la marine. Indépendam-
ment des titres si variés des princes de l'Orient, nous pos-
sédons : *ambassadeur, amiral, colonel* (que les lexicogra-
phes dérivent, on ne sait pourquoi, de *colonia*), *capitaine,
sergent, caporal, sbire, chef, vassal, attaque, échec et mat*
(le roi est mort), *lazzo, coup, razzia, arsenal, rempart,
guérite, truc, mousquet, calibre, charte, brevet, tarif,
taille, gabelle, agio, médaille, carat, maravedis, frégate,
corvette, caravelle, felouque, chiourme, calle, ancre, cal-
fat, estacade,* etc.

La géographie arabe nous offre aussi un sujet d'études
extrêmement curieux. Joachim Lelewel a pris la peine de
rassembler (1) tout ce qui avait été publié jusqu'à présent
sur cet intéressant sujet. La confusion est telle, les vices
de ranscription si nombreux, qu'Etienne Quatremère,
chargé de rendre compte de son livre dans le *Journal des
Savants,* a reculé devant une tâche aussi rude. Il a fallu
toute votre patience, (2) très-cher maître, pour tirer une

---

(1) *Géographie du moyen age,* 1850 et suiv.
(2) *Bulletin de la Société de géographie,* juillet 1851.

perle de ce chaos, pour suivre pas à pas les progrès de la science et montrer clairement ce que nous devons aux Arabes.

Avec M. de Humboldt, vous aviez déjà résolu le problème de la *coupole d'Aryn*, qui devait servir à déterminer le premier méridien dans l'énonciation des longitudes.

Que de rectifications ne reste-t-il pas à faire ? Stamboul ne vient-il pas, suivant les uns, de εἰς τὴν Πόλιν, et suivant les autres de la réunion d'un mot arabe et d'un mot grec : *Islamboul*, la ville de *l'islamisme* (1), alors que *Stan* est l'abréviation de Constantin, et *Stanboul* celle de Constantinople. La même confusion s'est présentée pour Alexandre, Alexandrie ; les Arabes avaient traduit Alexandre par *Aliskander* ; les Persans, qui n'ont pas conservé l'article des Arabes, *al*, l'ont supprimé dans Al-exandre (Al-Iskander) par une méprise singulière ; les Turcs les ont imités, et voilà comment nous avons eu Scanderbeg (Alexandre-beg).

Dans un autre ordre d'idées, nous rencontrons : *hasard, richesse, orgueil, ivresse, zizanie, cabale, lézinerie, angoisse, bizarrerie, caricature, bagatelle, amulette, etc.;* nous pouvons encore citer : *caravane, bazar, alcaçar, alhambra, estaminet, cabaret, logis, cabinet, magasin, alcôve, baldaquin, balcon, bosquet, banquet, boutique, banc, coupole, tour, cave, cale, baril, bocal, marmite, lampe,*

---

(1) Voyez le *Dictionnaire historique* de Dezobry, art. *Stamboul*.

*carafe, tasse, terrine, gala, etc.;* et d'un autre côté : *man-
telet, mantille, capote, casaque, caban, jupe, cape, caftan,
coiffe, mousseline, coton, robe, cravate, calotte, etc,*

Ajoutons enfin les substantifs et adjectifs : *luth, guitare,
adagio, basso, etc.; fanfaron, félon, débile, mesquin, cafard,
matamore, moderne, etc.;* les verbes : *serrer, accaparer,
dérober, baiser, souffler, lécher, taquiner, brandir, mâter,
aller, marcher, caracoler, aviser, aider, guider, etc.*

Votre histoire des Arabes (1) nous rappelle que le nom
*assassins,* corruption du mot *assisins, buveurs de haschich,*
servait à désigner les sectaires du *Vieux de la montagne,*
qui faisait encore trembler l'Orient au temps de saint
Louis.

Notre spirituel écrivain, M. Philarête Chasles, dans un
récent article fort remarqué, sur *les œuvres* du duc de
Broglie, se trouve amené à critiquer les étymologies du
verbe *chasser,* qu'il croit pouvoir faire dériver de *sagittare;*
le savant professeur ignore que *chasse, chasser,* est pure-
ment arabe.

Ces exemples démontrent tout l'intérêt que la linguistique doit retirer de l'élément oriental. L'Académie fran-
çaise en fait trop bon marché. Son fameux dictionnaire,
s'il arrive à sa fin, se ressentira de ce regrettable deside-
ratum. C'est donc avec juste raison que nous faisons appel

---

(1) Page 225.

à nos orientalistes, afin qu'ils complètent l'œuvre que nous venons d'ébaucher. Cet appel sera entendu, n'en doutons pas. Ainsi, M. Gustave Dugat vient de nous indiquer le mot : *Douane* et quelques autres dans la notice qu'il vous a consacrée (1), et M. Clément Mullet, l'habile traducteur de l'*Agriculture nabatéenne*, d'Ibn-al-Awam, s'occupe en ce moment de nous donner les termes qui se rattachent à la matière médicale. Nous citerons :

*Aubergine, azerole, auroch, bizailles, bouquet, casse, cheval, poulain, chouette, courge, cerise, candi, drogue, escargot, esturgeon, étoupe, gerboise, goudron, gomme, herse, jaspe, musc, myrte, noyau, noria, parc, pastèque, pourpier, sucre, sumac, soc, sébile, sandaraque, absinthe, anis, abricot, sandal, gingembre, quintal, câpre, colocasse, girofle, narcisse, nénuphar, etc.*

En vous dédiant cette étude, notre but a été, cher maître, d'exciter le zèle des orientalistes dans cet ordre de recherches. Nous serons amplement récompensé de nos peines, si nous y parvenons, car nos vœux sont les vôtres.

---

(1) *L'Orient, l'Algérie et les colonies, avec la biographie des Orientalistes français et étrangers.* 1866-1867, p. 378.

Paris. — Imprimerie Dubuisson et Cᵉ, rue Coq-Héron, 5.